AF314212

DE QUELQUES ACCIDENTS

DÉTERMINÉS PAR LES

ASCARIDES LOMBRICOÏDES

Observations recueillies à bord de la *Thémis*

Pendant sa campagne dans les mers de la Chine et du Japon
(20 janvier 1880. — 23 mars 1882).

De la nécessité de la Santonine à bord des navires de cette station

Par le Docteur

OCTAVE SIROT

Médecin de 2e classe de la marine

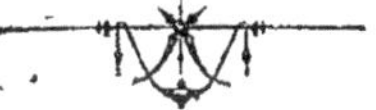

LYON

IMPRIMERIE A. WALTENER ET Cⁱᵉ

14, Rue Belle-Cordière, 14,

1882

DE QUELQUES ACCIDENTS

DÉTERMINÉS PAR LES

ASCARIDES LOMBRICOÏDES

DE QUELQUES ACCIDENTS

DÉTERMINÉS PAR LES

ASCARIDES LOMBRICOÏDES

Observations recueillies à bord de la *Thémis*

Pendant sa campagne dans les mers de la Chine et du Japon
(20 janvier 1880, — 23 mars 1882)

De la nécessité de la Santonine à bord des navires
de cette station

Par le Docteur

OCTAVE SIROT

Médecin de 2ᵉ classe de la marine

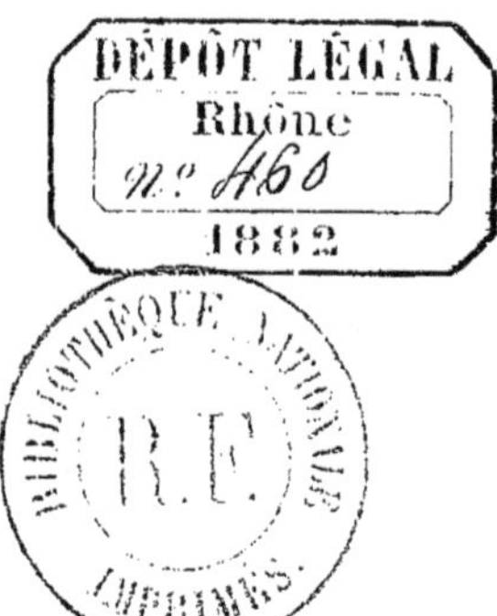

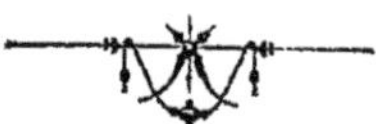

LYON

IMPRIMERIE A. WALTENER ET Cⁱᵉ
14, Rue Belle-Cordière, 14,

1882

INTRODUCTION

Médecin de la marine, le but que je me suis proposé, en prenant pour thèse ce sujet qui n'offre peut-être pas un très grand intérêt scientifique, est purement maritime.

Montrer que le mal existe, c'est montrer la nécessité du remède.

A bord des bâtiments en station dans les mers de Chine et du Japon, les ascarides lombricoïdes sont fréquents et les manifestations pathologiques auxquelles ils donnent lieu sont multiples.

Contre ces entozoaires, le remède le plus sûr, le plus inoffensif et le plus commode est sans contredit la santonine. Cet alcaloïde manque dans la momenclature des médicaments réglementaires dans cette station. C'est pourquoi j'ai désiré attirer l'attention de l'autorité maritime, toujours si soucieuse de la santé des équipages, sur cette lacune, en essayant de prouver la nécessité de ce médicament par les observations que j'ai eu occasion de recueillir pendant ma campagne à bord de la *Thémis*.

CHAPITRE I

Des ascarides lombricoïdes

En histoire naturelle, les ascarides lombricoïdes sont classés parmi les nématodes dont ils constituent un genre particulier.

En histoire naturelle médicale, ils entrent dans la section des entozoaires, vers parasites de l'homme.

Classification :

ARTICULÉS.
{ Insectes.
Arachnides.
Myriapodes.
Crustacés.

VERS. . .
{ Annélides .
Rotateurs . } Lombricus teres.

Nématoïdes {
Chétognathes.
Nématodes.
Gordiacés.
Acanthocéphales.
} Ascaris lombricoïdes.

Hirudinés.
Trématodes.
Cestoïdes.
Turbellariés.

L'ascaride lombricoïde, ascaris lombricoïdes, est connu depuis très longtemps. Les écrits les plus anciens en font mention, et les premiers observateurs qui le signalèrent, frappés de sa ressemblance avec le ver de terre lombricus teres, le considérèrent comme tel. Ils crurent que ce parasite, habitant de l'intestin humain, était ce lombricus teres, qui, accidentellement introduit dans les voies digestives, se trouvait, par influence de milieux, légèrement modifié.

Aujourd'hui on a fait justice de cette erreur et l'on sait que le lombric terrestre est un annélide, alors que l'ascaride est un nématode.

Il est, du reste, à priori, un moyen bien facile de les distinguer. En les sectionnant, le lombric laisse échapper par la plaie un liquide coloré en rouge ou tout au moins en rose, ce qui n'a pas lieu chez l'ascaride : cela vient de ce que, chez le premier, le sang est rouge, chez le second, incolore.

L'ascaride lombricoïde a le corps cylindrique, aminci, à ses deux extrémités, d'une couleur blanc-rose, revêtu d'une peau formée par une membrane transparente, assez épaisse, résistante et élastique, présentant des stries transversales et quatre lignes longitudinales, dont une dorsale, une abdominale, et deux latérales.

Sa longueur varie entre 0,10 et 0,30 centimètres, et sa grosseur peut offrir 0,006 millimètres de diamètre, au maximum.

L'extrémité antérieure, beaucoup plus atténuée que la postérieure, est pourvue d'une bouche triangulaire entourée de 3 nodules ou renflements qui sont disposés en trèfle, un supérieur, deux inférieurs, tous arrondis et égaux entre eux. Ces nodules, pourvus de dentelures microscopiques, peuvent s'écarter et se rapprocher. Tout près de l'extrémité postérieure, qui est moins amincie que la précédente, se trouve l'anus représenté par une fente transversale.

Appareil digestif.— Ce nématode possède un tube digestif complet. A la bouche fait suite un œsophage charnu, qui, d'abord étroit, augmente peu à peu de volume pour se rétrécir brusquement à sa réunion avec l'estomac, rétrécissement qui peut être considéré comme un véritable cardia.

L'estomac se composerait de deux dilatations globuleuses ou d'un boyau cylindrique un peu dilaté en arrière, auquel ferait suite un intestin très court, rétréci vers l'anus où il aboutit. Ce tube digestif est maintenu en position par deux paires de ligaments, une paire supérieure, une paire inférieure. Ces ligaments formeraient avec le tube digestif deux canaux triangulaires, un supérieur, un inférieur, dans lesquels existeraient des vaisseaux.

Appareil circulatoire. — Un de ces vaisseaux serait pourvu d'une petite poche contractile qui serait le cœur.

Le sang est incolore.

Système nerveux. — Le système nerveux est constitué par deux cordons blancs longitudinaux et latéraux. Ces cordons aboutissent à deux masses ganglionnaires unies par un collier œsophagien.

Locomotion.— A l'état normal, les mouvements de ces parasites sont lents.

Appareil génital. — Ces helminthes sont unisexués et ovipares.

Distinction des sexes. — Le mâle et la femelle sont parfaitement distincts l'un de l'autre.

Mâle. — Le mâle est plus petit que la femelle : son extrémité postérieure, plus effilée, est légèrement recourbée sur elle-même. Elle porte dans la concavité de sa courbure, près de l'anus, deux petits spicules visibles à l'œil nu, qui ressemblent à deux petits crochets et constituent un pénis double. Les cordons spermatiques et les testicules sont filiformes et enroulés autour du tube digestif.

Femelle. — La femelle, plus longue, est plus grosse que le mâle. Elle présente en son tiers antérieur un étranglement annulaire : c'est dans cet étranglement que se trouve la vulve, petit orifice ressemblant à une dépression faite par une pointe d'aiguille, et qui se voit à l'œil nu. Cette vulve communique avec un vagin grêle, lequel aboutit dans un utérus court, duquel partent deux oviductes longs, flexueux, filiformes, qui se terminent dans les ovaires. Ces ovaires sont aussi filiformes, très longs et tordus sur eux-mêmes. Les oviductes et les ovaires sont enroulés autour du canal digestif.

Reproduction et embryons. — A l'époque de la reproduction, les oviductes sont remplis d'une quantité prodigieuse d'œufs, de forme ovoïde, revêtus d'une enveloppe transparente. Ils sont pondus dans l'intestin de l'homme où tous n'éclosent pas. Ces derniers sont alors expulsés avec les selles, et hors de l'intestin ils conservent pendant très-longtemps, leur faculté de développement. On cite des observations qui ont vu des germes vivant après 1 an, d'autres qui ont pu suivre le développement d'embryons, lequel a com·mencé au bout de 6 mois. Leur évolution serait donc tardive et lente. Mais pour que l'embryon sorte de sa coque, il faut que l'œuf retourne dans l'intestin, et le temps d'évolution nécessaire pour lui permettre de devenir animal adulte paraît être de 6 à 8 mois.

CHAPITRE II

L'existence des ascarides dans l'organisme passe souvent inaperçue, et leur présence n'est reconnue que par leur apparition, soit dans les garde-robes, soit dans des vomissements accidentellement survenus. Le malade s'aperçoit qu'il a des vers parce qu'il en rend ; il s'aperçoit aussi que certains petits phénomènes morbides ennuyeux et gênants qu'il éprouvait avant ont disparu. Mais là s'arrête toute la gravité de la maladie, qu'ils constituent à eux seuls.

Ils peuvent aussi compliquer une maladie sans produire aucun phénomène.

Cependant, il est des cas où ils déterminent des accidents de tous genres, les plus bizarres, et quelquefois fort graves. On peut les soupçonner à l'irrégularité, la marche des symptômes de l'affection qu'ils simulent, surtout quand on est prévenu que ces entozoaires sont très fréquents dans le pays que l'on habite. Mais ils sont souvent ignorés, car ils n'ont pas de symptômes propres ; il faut les deviner, et leur présence comme cause n'est réellement connue qu'alors qu'une expulsion fortuite ou voulue les a mis en évidence, et que les phénomènes morbides s'amendent de suite.

DIVISION. — Il est facile de tirer de cet exposé une division, d'après laquelle nous classerons nos observations :

1º Les ascarides constituent à eux seuls la maladie ; il n'y a pas d'accidents, ou, s'ils existent, ils sont légers ;

2º Ils peuvent compliquer une maladie sans rien produire ;

3º Ils occasionnent par leur présence des accidents de tous genres et quelquefois fort graves.

OBSERVATIONS. — 1º Les ascarides constituent à eux seuls la maladie ; il n'y a pas d'accidents, ou, s'ils existent, ils sont légers.

OBSERVATION I

Le nommé H..... fusilier : 11 ascarides rendus dans 3 selles consécutives. N'a jamais rien éprouvé.

OBSERVATION II

Le nommé P..... fusilier : 3 ascarides,

OBSERVATION III

Le nommé B..... domestique : 5 ascarides.

OBSERVATION IV

Le nommé Ogoula, domestique : 7 ascarides en 2 selles.

OBSERVATION V

Le nommé L..... timonier : 1 ascaride

OBSERVATION VI

Le nommé Q..... caporal-fourrier : 7 ascarides.

OBSERVATION VII

Le nommé M..... timonier : 4 ascarides.

OBSERVATION VIII

Le nommé G..... quartier-maître canonnier : 2 ascarides expulsés par un vomissement brusquement survenu après le repas.

Je pourrais multiplier ces observations qui atteignent le chiffre de 32, mais je les passe sous silence : elles ont peu d'importance médicale, elles n'ont de valeur que par le nombre des ascarides expulsés qui est de 117.

J'omettrai volontairement la 2e division pour passer de suite à la 3e qui offre beaucoup plus d'intérêt : Les vers occasionnent par leur présence des accidents de tous genres et quelquefois fort graves.

OBSERVATION I.

Choléra séreux : Le nommé M.... Pierre, âgé de 22 ans, canonnier, se présente le 18 octobre 1880 à la visite du matin, accusant une faiblesse générale, de la diarrhée. Les selles ont été pendant la nuit nombreuses et très liquides. La langue n'est pas mauvaise, le pouls un peu déprimé : il n'a pas de fièvre, l'appétit est nul.

Antécédents. — A eu une fièvre typhoïde, il y a 6 ans ; navigue pour la première fois dans les mers de Chine : Il y a trois jours, a été pris subitement pendant la nuit de coliques avec diarrhée : le jour ces coliques et cette diarrhée diminuent sensiblement pour reparaître avec plus d'intensité pendant la nuit.

Tel est l'état du malade le matin, à la visite.

Prescription. — Sulfate de soude 45 gram. à prendre en trois fois, à un quart-d'heure d'intervalle.

Thé chaud comme boisson.

Bouillon comme régime.

Contre-visite. — Le malade accuse 10 selles très liquides sous l'influence du purgatif.

Bouillon et repos.

19 octobre : A 6 heures du matin, l'infirmier vient me prévenir qu'il vient de faire coucher M... dans un lit et me prie de le venir voir de suite. Interrogé, il me répond que, pendant toute la nuit, le malade s'est beaucoup plaint de violentes douleurs abdominales et de crampes dans les membres inférieurs et supérieurs ; que ses plaintes ont empêché ses voisins de dormir et qu'il vient de le trouver couché dans la gatte de l'hôpital.

Aspect du malade à mon arrivée : Facies pâle, grippé ; yeux atones et excavés, respiration brève, saccadée ; pouls petit à 96 : douleurs abdominales vives : aphonie ; refroidissement général ; crampes dans les mollets et les gros orteils.

Venant de voir à l'hôpital de Shang-Haï deux cas sporadiques de choléra séreux, je suis frappé de la ressemblance. J'examine les mains et les doigts. Quoique très froids, il n'y a ni rides ni cyanose.

Pendant que j'examine le malade, des vomissements, avec hoquet, surviennent. Ces vomissements n'offrent rien de particulier.

La première idée qui toutefois se présente à mon esprit est que je suis en présence d'un cas de choléra séreux, d'où ma prescription :

Frictions sèches.

Onctions avec pommade belladonée et cataplasmes sur la région abdominale.

Moines entre les cuisses et aux pieds.

POTION . { Thé chaud, 100 gram.
Alcool à 82° 5, 60 gouttes.
Alcoolat de menthe, 10 gouttes.
Laudanum, 12 gouttes.

A prendre de suite en une seule fois.

Je reste une demi-heure près du malade. Le chaleur revient un peu. Il y a quelques hoquets, mais pas de vomissements. — L'Infirmier doit me prévenir s'il y a des selles ou des vomissements, afin que je les puisse voir. Du chlorure de chaux est répandu par précaution tout autour du malade et dans l'hôpital.

Dans le courant de la matinée le malade a une selle entièrement liquide. L'urine est peu abondante, rouge. La douleur s'est accentuée dans le creux épigastrique ; c'est un poids douloureux qui m'oppresse, me dit-il. La soif est très vive. Les vomissements surviennent, ils renferment des grumeaux

blanchâtres, petits, irréguliers, tantôt disséminés, tantôt agglu-
tinés, et s'accompagnent d'efforts violents et douloureux.
Je fais frapper une carafe, le malade boit quelques gorgées de
cette eau édulcorée avec un peu de thé. Les vomissements et
les efforts s'arrêtent.

Vers les 10 heures, la chaleur à la peau est revenue ; mais
celle-ci est sèche. Les crampes persistent ainsi que les douleurs
abdominales.

La potion ci-dessus est de nouveau administrée, mais le thé
chaud est remplacé par le thé froid.

Les cataplasmes et les moines sont renouvelés. Dans l'après-
midi, vers les deux heures, à la suite de nouveaux efforts de
vomissements le malade rejette un superbe ascaride lombricoïde femelle. Cet helminthe remue encore mais ne tarde pas
à mourir.

Je puis dire que cet animal est venu me tranquilliser : un
cas de choléra est toujours chose grave à bord et je me deman-
dai immédiatement si je n'étais pas en présence d'un cas bizarre
d'helminthiase.

J'administrai donc : Santonine 0, 10 centigr.

Contre-visite. — Pas de vomissement, pas de selle, pas
d'urine, vessie vide, abattement marqué.

Prescription. — Bouillon et thé.

20 octobre. — Le malade a rendu dans une selle un ascaride. Les selles renferment les mêmes matières grumeleuses
que celles rejetées par les vomissements d'hier.

Les urines sont peu abondantes, acides, et renferment une
quantité considérable d'albumine.

Prescription. — Santonine 0, 10 centig.
Bouillon et thé.

Contre-visite. — Selles peu nombreuses, mais toujours
liquides, pas de vomissements pendant la journée. Les dou

leurs abdominales existent toujours; de temps en temps les crampes reparaissent; la voix, toutefois, revient un peu, mais le malade est toujours très faible.

Urine plus abondante, acide; forte quantité d'albumine.

21 octobre. — Vers les cinq heures du matin, dans une selle très copieuse et liquide, on trouve 6 ascarides. A la suite de cette selle, le malade accuse un mieux sensible. Urine acide l'albumine diminue.

Prescription. — Santonine 0, 15 centig.

Régime. —Bouillon, beefsteak, confiture, vin, 12 centilitres.

Contre-visite. — Journée bonne; une selle liquide dans la matinée : a mangé un peu. La soif ardente qu'il a eue jusqu'a-lors a cessé.

L'urine toujours acide ne renferme presque plus d'albumine.

Repas du soir : Un petit beefsteak et un peu de vin.

22 octobre. — Changement très-notable, pas de fièvre, le pouls s'est relevé, le malade répond nettement à toutes les questions.

L'appétit revient. Il se sent faible, c'est la seule chose qu'il accuse. Pas de selle depuis hier matin. Pas d'albumine, urine normale.

Régime. — Ration ordinaire des malades.

Lavement huileux.

23 octobre. — Le malade se lève.

30 octobre. — Est mis en exeat et reprend son service de canonnier.

Quelle a été cette affection? Evidemment, de prime-abord et pendant toute la matinée du 19 octobre, je me suis cru en présence d'un cas de choléra séreux. Mais après l'expulsion de ce vers et l'amélioration des phénomènes généraux, je devins hésitant. Les curieux phénomènes simulés par l'helminthiase m'étaient connus, et au lieu de regarder l'expulsion de l'ascaride comme une simple coïncidence, je crus voir en lui la cause de tous ces accidents. La marche de la maladie et la thérapeutique sont d'ailleurs venues confirmer cette seconde opinion.

OBSERVATION II

ANÉMIE ET FAIBLESSE

Le nommé S... caporal-fourrier, se plaint de faiblesse générale, teint pâle, anémique, pas de fièvre, appétit nul; les digestions sont pénibles; langue, rien de particulier. Cet état dure depuis plusieurs jours.

Une médication appropriée est instituée; pas de résultat au bout de 5 jours.

Les nuits sont mauvaises, il rêve constamment; les pupilles sont dilatées.

Santonine : Expulsion de 5 ascarides.

La santé revient sans traitement.

OBSERVATION III.

DYSPEPSIE.

Le nommé P... timonier, vomit après chaque repas. Eructations, diarrhée. De temps à autre, crampes au creux épigastrique insensible au toucher. Ce matelot chique. Croyant à une dyspepsie, je lui supprime le tabac et le soumets à un traitement.

Pas de traitement.

Santonine : Expulsion de trois ascarides, guérison.

OBSERVATION IV.

COURBATURE.

Le nommé Le G... timonier se présente à la visite ; courbature généralisée, fièvre. Langue légèrement blanchâtre. Pouls dur et fréquent. Pupilles très-dilatées. Rêvasseries dans le sommeil.

Santonine : Expulsion de quatre ascarides. Guérison.

OBSERVATIONS V et VI

VERTIGES

Les nommés B... et R..., ouvriers chauffeurs, ont présenté deux cas identiques. Sans que l'appétit et les autres fonctions fussent troublés, ces deux matelots voyaient, à tout moment, tout tourner autour d'eux, comme s'ils eussent été pris de boisson. Cela durait quelques secondes et tout était dit. Ces vertiges étaient, tantôt spontanés, tantôt provoqués par les mouvements. Chez l'un d'eux, il y avait la nuit des rêvasseries. Tous deux présentaient la dilatation pupillaire.

Santonine : Ils expulsent chacun 6 ascarides.

A propos de ce nombre, je me hâte de dire que les phénomènes ne sont pas en rapport avec le nombre, que l'état morbide est idiosyncrasique. Et je n'attache, pour ma part, aucune importance au nombre; l'analyse d'ailleurs de toutes ces observations amène à cette conclusion :

Obs. 7, 8, 9, 10, 11, 12. Diarrhée rebelle.

Les n^es Le B... 9. m. c^ier : Expulsion de 3 ascarides.

G....... 9. m. c^ier :	—	3	—
Ch...... matelot :	—	1	—
Vast.... matelot :	—	4	—
Delp.... 9 m. c^ier :	—	3	—
Per..... matelot :	—	1	—

Tous ces hommes se sont présentés accusant un seul phénomène de la diarrhée : Selles liquides variant en 5, 6, 7 et même 8 par jour. Les malades maigrissent et sont très affaiblis. Questionnés sur les vers, il n'en ont jamais vu. Après un traitement plus ou moins long, sans résultat, je donne à tout hasard de la santonine.

Expulsion d'ascarides.

Guérison immédiate.

J'ajouterai à ces cas de diarrhée rebelle celui du nommé Guég..., gabier, qui traité avec beaucoup de soins pendant deux mois était arrivé à un tel degré de faiblesse et d'amaigrissement, que l'on songeait à son renvoi en France, quand la santonine donnée en essai amena l'expulsion de 4 gros ascarides adutes, 3 femelles et un mâle. La diarrhée cessa brusquement et peu après ce gabier pouvait reprendre son pénible métier.

OBSERVATION XIII

Le nommé Arduin me fait appeler à l'hôpital du bord dans l'après-midi. Je trouve ce canonnier très agité, parlant avec vivacité, pleurant, se plaignant de souffrir partout. Je le fais coucher. A peine dans le lit, de véritables convulsions cloniques des membres surviennent; les mâchoires sont serrées, les muscles de la face se contractent, respiration saccadée, bruyante, écume blanche aux lèvres. Cette attaque dure 10 minutes, le malade reprend connaissance immédiatement après, mais, l'état d'excitation du début persiste. Depuis 20 mois que ce matelot est à bord, c'est la première fois qu'il présente semblables phénomènes.

Je prescris le bromure de potassium.

Il n'y eut pas de nouvel accès, mais pendant 3 jours l'agitation fut constante, sans élévation de température : pupille très dilatée; rêvasseries dans le sommeil. Le 4e jour au matin le malade rejette par vomissement un ascaride.

Santonine : Expulsion de 8 ascarides.

Guérison immédiate.

OBSERVATION XIV

PLEURODYNIE

Six mois après, ce même canonnier accuse une pleurodynie assez intense, dyspnée.

Auscultation, rien : Je fais toutefois appliquer des ventouses sèches et prendre la température axillaire.

A la contre-visite, mêmes phénomènes : Température 37° 4. Rien à l'auscultation.

Injection hypodermique de morphine.

Résultat négatif.

Le lendemain, même état. Temp. 37° 4.

Me rappelant que six mois avant, sous l'influence des vers, ce matelot avait présenté des phénomènes assez marqués, je pensai à la même cause étiologique et lui donnai de la santonine : 4 ascarides expulsés.

Cessation de tout phénomène, le jour même.

OBSERVATION XV

SYNCOPE

Le nommé Le B..., second maître mécanicien, de quart dans la machine, tombe subitement en syncope. Il est porté à l'hôpital. Cet état dure quelques minutes. La recherche étiologique avait une très grande importance, non seulement pour le traitement mais vu les fonctions de cet homme.

Chargé d'une surveillance très-active et non sans danger, au milieu d'une machine de 800 chevaux, exposé au tangage et au roulis, une syncope pouvait être mortelle. L'ayant questionné et examiné attentivement, je ne pus trouver une cause à cette syncope. Vu la dilatation pupillaire marquée, les rêvasseries nocturnes qu'il avait depuis quelques jours et surtout la défiance dans laquelle j'étais par le grand nombre d'ascarides que j'avais déjà vus, je pensai à ces parasites.

Santonine : deux gros ascarides femelles ; guérison complète et jusqu'à la fin de la campagne,

OBSERVATION XVI

FIÈVRE INDÉTERMINÉE.

Le nommé P... fusilier, présente : facies pâle, pupille dilatée, yeux excavés. Peau chaude, pouls fréquent, petit, (112 puls.) Inappétence, diarrhée, fièvre vespérale depuis huit jours.

A eu des ascarides.

Santonine : 0.25 centig. le soir, avec un peu de bouillon. Expulsion, le lendeman matin, de trois ascarides.

Guérison immédiate.

OBSERVATION XVII

GASTRALGIE

Je terminerai par ma propre observation.

Atteint de gastralgie depuis plus de 3 semaines, j'avais en vain cherché dans l'emploi des médicaments et de l'hygiène un remède aux vives douleurs dont je souffrais, principalement la nuit. Je ne pensais pas à la présence de ces helminthes, et c'est le hasard qui me les fit découvrir et amena ma guérison.

Je venais d'acheter de la santonine à Hong-Kong. J'eus l'idée d'en prendre 0.35 centig. pour voir l'effet que ce médicament produirait sur ma vue ; effet qui fut nul de ce côté, mais qui me permit de voir dans une selle quatre ascarides adultes femelles. Je savais d'où provenait le mal, et j'avais le emède. J'étais guéri.

Si je résume toutes les observations recueillies seulement à bord, je vois que sur 49 cas parvenus à ma connaissance, 32 n'ont donné lieu à aucun accident et 17 ont simulé des affections diverses telles que :

Choléra séreux.
Anémie et faiblesse.
Dyspepsie.
Courbature.
Vertiges.
Diarrhée rebelle.
Attaque épileptiforme.
Pleurodynie.
Syncope.
Fièvre indéterminée.
Gastralgie.

Diagnostic

La présence des ascarides lombricoïdes dans le tube digestif n'a pas de symptômes qui lui soient propres, si l'on en excepte peut-être la dilatation pupilaire et les rêvasseries dans le sommeil, signes assez vagues et d'ailleurs inconstants, car ils manquent d'après les observations que j'en ai faites 1 fois sur 3.

De toutes les manifestations provoquées par ces vers dans dans les différents appareils, il n'en est pas une seule qui ne puisse se rapporter aux maladies mêmes de ces appareils, et pas une, en tous cas, qui soit significatives. Par elles souvent, bien loin d'être éclairé, le diagnostic fait fausse route. On observe des troubles digestifs, de l'inappétence, des vomissements, de la diarrhée ; l'hypothèse d'une dyspepsie, d'un embarras gastrique s'offre tout naturellement la première. Des convulsions font naître tout d'abord la crainte d'une lésion cérébro-spinale ou d'une névrose ; en présence de vertiges, toutes causes possibles de l'accident, dyspepsie, congestion ou anémie cérébrales, se présentent à l'esprit de l'observateur. On n'en finirait pas si l'on voulait épuiser la liste de éventualités cliniques.

Il suit de là que, très souvent, le diagnostic de l'helminthiase est fortuit et que, presque toujours, c'est en dehors des symptômes qu'elle provoque qu'il faut aller le chercher.

Dans cette investigation, deux renseignements sont précieux :

1º Ce fait que le malade a expulsé ou expulse des ascarides ;

2º Notion de la fréquence de l'helminthiase dans le pays habité ; ce qui était le cas de la *Thémis*.

Il est encore un élément diagnostique de premier ordre : c'est l'âge des sujets. Quel que soit le rôle que les mères et même les médecins font jouer aux vers dans la pathologie infantile, il est bien certain que la présence du fait ne doit pas être perdue de vue un seul instant. Aussi est-ce avec raison que l'on conseille, en présence d'un cas d'éclampsie infantile, avant de prononcer le mot de lésion cérébrale, de s'assurer d'abord que l'on n'a pas affaire à de simples convulsions réflexes d'origine parasitaire. Comme médicament d'épreuve, le calomel est alors un des meilleurs moyens auxquels on puisse avoir recours ; il est vermifuge, et, s'il existe réellement un état cérébral, son action purgative, dérivative, peut être heureuse ; en tout cas, elle est indiquée.

En dernière analyse, le diagnostic des ascarides est très souvent un diagnostic d'aléa. Les indications, quand il en existe, ne sont pas dans les symptômes, mais dans les commémoratifs et les circonstances étiologiques.

Pronostic

D'une manière générale, le pronostic des ascarides n'est pas grave, et, parmi les accidents qu'ils provoquent, les plus importants ne sont pas sérieux. Toutefois quelques réserves sont nécessaires. On a vu des ascarides devenir l'occasion de manifestations pathologiques d'une extrême gravité et même entraîner la mort, ce qui arrive, ou bien quand, sans quitter le tube digestif, ces parasites forment des amas qui peuvent amener une obstruction intestinale, ou bien quand ils émigrent dans des voies plus ou moins éloignées. Exemple : Voies biliaires, arbre aérien.

Enfin, pour le cas spécial qui nous occupe, pour le matelot, il est à craindre des accidents dont sa vie est l'enjeu. Si, comme dans l'observation XV, la machine, au lieu d'être au repos, eût été en marche et dans une mer un peu houleuse, ce second maître pouvait être saisi dans les mouvements et broyé. Fort heureusement, malgré le nombre relativement fréquent des cas que j'ai eu à soigner, aucun accident de ce genre ne s'est présenté à mon observation.

Peut-être y aurait-il lieu de tenir compte de la durée des phénomènes morbides provoqués, au cas où leur origine parasitaire demeurerait inconnue. On comprend sans peine qu'une dyspepsie, une diarrhée rebelle, une anémie persistante, pourraient être la conséquence de cet état; mais tôt ou tard une expulsion spontanée de lombrics mettrait sur la voie du diagnostic.

CHAPITRE III

De l'Etiologie

La question la plus intéressante est certainement celle de l'Etiologie. Des renseignements que j'ai recueillis et des recherches que j'ai faites, je puis dire qu'à bord des bâtiments de la station navale de Chine et Japon (1) la présence des ascarides lombricoïdes est due à deux causes :

1º L'eau ;

2º Les légumes potagers et principalement la salade.

Eau — En Chine, l'entretien et l'engrais des terres se fait par l'arrosage avec le purin humain, à l'exclusion de tout autre.

(1) Le croiseur de 1re classe la *Thémis* a fait 24 mois dans cette station ; 18 mois ont été passés en Chine, 6 mois au Japon.

Quiconque a traversé une ville chinoise, n'a pas pu ne pas remarquer à des distances déterminées, ces grands récipients de terre cuite destinés à recevoir les immondices humains, et tous les voyageurs qui ont parcouru les rues étroites, sales, de ces villes, ont certainement été heurtés par ces porteurs, dont le cri monotone les avertit de se détourner. Ce cri, il est vrai, est bien inutile pour un Européen, l'odeur est suffisante pour le mettre en garde. Ce purin, réservoir fécond et propice pour la conservation et la propagation des embryons, est répandu dans la campagne.

Quand il arrive des pluies, les œufs sont entraînés dans les rivières, les ruisseaux, les réservoirs, et quiconque a le malheur de boire cette eau, a grande chance d'être helminthiasé. Ce fait est tellement vrai et tellement connu des Chinois, qu'il n'en est pas un pouvant boire du thé, qui ne le fasse, ou, à défaut de thé, de l'eau bouillie avec du riz ; et qu'il n'est pas un Européen habitant le pays qui boive de l'eau pure. L'eau gazeuse ou les eaux minérales sont seules employées.

Par l'examen microscopique, il est facile de constater la présence des œufs du parasite.

Végétaux. — Vient la question des légumes potagers et des salades. Il est d'usage, à bord des bâtiments de cette station, de laisser vendre aux matelots, pendant leurs repas, des matières alimentaires, par un marchand dont toutes les denrées sont soumises au contrôle du médecin, qui les autorise ou les refuse, suivant qu'il les croit utiles ou nuisibles à la santé générale. Mesure excellente, d'ailleurs, et que je ne puis qu'approuver. Les matelots sont très friands de légumes potagers et de salades. Par suite du mode d'arrosage que j'indiquais tout à l'heure, il n'y a rien d'étonnant à ce que le purin répandu sur les végétaux eux-mêmes ne laisse en dépôt, dans l'interstice des feuilles, les embryons. Ces végétaux mal épluchés, mal lavés, pas cuits, sont ingérés, entraînant avec eux les germes, et deviennent ainsi une source d'infection et de propagation.

Prophylaxie

La prophylaxie est donc bien facile.

Ne jamais boire, dans ces stations, autre chose que de l'eau distillée. Si au mouillage celle-ci vient à manquer, pourquoi ne pas faire ce que font tous les bâtiments étrangers, allumer une chaudière et faire de l'eau douce ? Cela vaudrait infiniment mieux que de prendre chez le fournisseur de l'eau à tant le tonneau, eau dont la provenance est souvent douteuse et qui fatalement renferme les germes que l'on doit chercher à éviter. De plus, que ce soient toujours les mêmes caisses qui reçoivent l'eau distillée, ce qui est encore facile par un numérotage et un peu de surveillance.

Quant aux légumes verts, le lavage à grande eau des salades et des légumes est une recommandation qu'il est prudent de faire sanctionner et appuyer par l'autorité du bord.

CHAPITRE IV

Thérapeutique

Les médicaments préconisés contre les vers sont nombreux, et l'on n'a pour ainsi dire que l'embarras du choix.

Ainsi l'on cite les amers ; certains antispasmodiques comme la valériane, l'assa-fœtida ; on mentionne aussi l'aloès, le jalap, la gomme-gutte, l'essence de térébenthine, l'absinthe, l'ail, le camphre, la mousse de Corse, la spigélie antihelminthique, le calomel, le semen-contra et son alcaloïde la santonine.

Quand il s'agit d'ascarides lombricoïdes, le plus sûr, le plus commode dans son administration, est la santonine. Parmi les médicaments que j'ai cités plus haut, la plupart ne sont antihelminthiques que secondairement: Exemple, les amers ; d'autres sont trop actifs, comme les drastiques ; d'autres enfin quoique jouissant de propriétés réellement reconnues bonnes, le calomel par exemple, ont l'inconvénient d'exiger des précautions dans leur administration.

La santonine ne possède aucun de ces inconvénients, surtout pour l'homme adulte. Il est, pour le matelot, d'une ingestion facile. Cet alcaloïde n'a pas de goût, il ne produit aucun effet sur l'organisme, en dehors de la coloration des urines, autre que de donner de la xanthopsie si la dose est exagérée. Ses effets sont certains et on peut l'employer dans tous les cas où il y a doute sur la présence des ascarides, sans s'inquiéter de l'action du médicament.

Notre prédilection pour la santonine est donc marquée.

Doses. — 15 à 25 centigrammes aux deux repas (midi et soir), chez l'adulte. Si le malade est habituellement constipé, je lui donne le lendemain matin un léger purgatif.

On peut prolonger l'usage de cet alcaloïde 2 et 3 jours de suite, sans inconvénient.

Je préfère donner ce médicament aux repas, car ses effets m'ont paru plus efficaces.

CHAPITRE V

Conclusions

Le but que je me suis proposé est, ainsi que je l'ai dit en commençant, de prouver la nécessité d'ajouter à la nouvelle nomenclature des médicaments réglementaires pour la station navale des mers de Chine et du Japon, la santonine.

Le nombre des observations que j'ai recueillies à bord, la fréquence incontestable de ces parasites en Chine, plaident suffisamment en faveur de l'utilité de ce médicament.

Monsieur le Dr Talairach, médecin principal de cette division navale, ayant reconnu la nécessité de ce médicament, n'avait pas hésité à demander à l'autorité l'embarquement supplémentaire de cet alcaloïde qui lui fut d'ailleurs accordé, et dont il eut l'occasion de constater les effets.

Son rapport de fin de campagne de la *Thémis* mentionne cette lacune en ces termes : « Je formulerai à ce sujet, (ascarides) un desideratum qu'il serait facile de combler, ce serait d'ajouter, à la nouvelle nomenclature des médicaments réglementaires pour cette station, la santonine. »

Cette conclusion est la mienne ; il serait à désirer, dans l'intérêt des équipages qu'elle fût prise en considération.

8084. — Imp. WALTENER ET Cⁱᵉ, rue Belle-Cordière, 14. — Lyon.